DES

ÉRUPTIONS

DE LA FACE

PARIS. — TYPOGRAPHIE LAHURE

Rue de Fleurus, 9

DES

ÉRUPTIONS

DE LA FACE

(ACNÉ, COUPEROSE, BOUTON CHANCREUX)

PAR

LE Dr CONSTANTIN JAMES

Extrait de la neuvième édition de son *Guide aux Eaux minérales.*

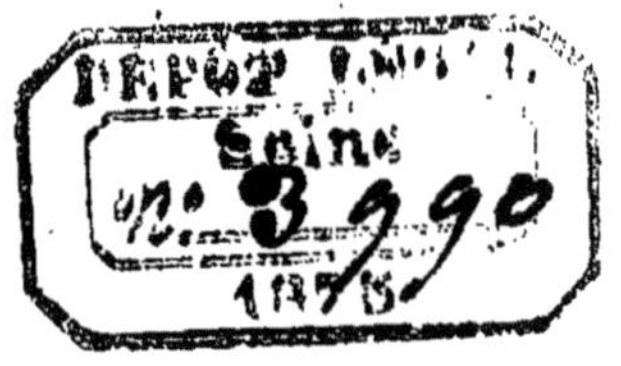

PARIS
G. MASSON, LIBRAIRE-ÉDITEUR
PLACE DE L'ÉCOLE DE MÉDECINE
1875

DES ÉRUPTIONS

DE LA FACE

DEUX ESPÈCES D'ÉRUPTIONS.

La face est sujette à plusieurs espèces d'éruptions, mais il en est deux surtout qui méritent d'être décrites isolément, en ce qu'elles diffèrent des autres tant par leur nature et leurs symptômes que par le traitement qu'elles réclament. Ces éruptions sont appelées l'une « Acné » ou « Couperose », l'autre « Bouton chancreux » ou « Cancroïde ». J'ai donc dû distraire leur étude de celle des autres dermatoses, comme réclamant des développements particuliers. C'est cette étude qu'il nous faut maintenant aborder.

Je ne nie pas qu'un travail de ce genre ne fût plus à sa place dans un traité spécial des maladies de la peau; aussi l'ai-je relégué à la fin de cet ouvrage, non comme un hors-d'œuvre, mais comme un simple appendice. D'ailleurs s'il est appelé, ainsi que j'en ai l'espoir, à jeter quelque lumière sur certains points encore obscurs de la thérapeutique, qui donc viendrait lui contester ses droits de cité?

Je diviserai ce que j'ai à dire en deux parties. Dans la première, je traiterai de l'Acné; dans la seconde, du Bouton chancreux.

---

§ I

ACNÉ OU COUPEROSE

CE QU'ON ENTEND PAR ACNÉ.

L'Acné, que l'on désigne plus généralement encore dans le langage du monde sous le nom de « Couperose », est une éruption de la face, caractérisée par des taches et des boutons de l'aspect le plus disgracieux, parfois même le plus repoussant.

La puberté est l'époque où la maladie fait d'habitude sa première apparition. On voit les boutons surtout surgir au milieu de la santé la plus florissante, comme par une sorte d'ébullition de la séve. Telle, aux approches du printemps, la végétation, chez certaines plantes, produit de même des bourgeons luxuriants.

Après la puberté, l'âge mûr est la période où la couperose se montre avec le plus de fréquence. Seulement, par suite sans doute de l'amoindrissement de la vitalité, l'éruption revêt plus rarement la forme boutonneuse : ce sont plutôt des taches ou des plaques d'un rouge livide. Telles, quand arrive l'automne, les feuilles à qui la séve fait défaut, prennent de même une teinte jaunâtre ou cuivrée.

Et qu'on ne s'étonne pas de semblables rapprochements entre la succession de nos âges et celles des saisons. La jeunesse n'est-elle pas le printemps de la vie, et l'âge mûr n'en est-il pas l'automne?

Il n'y a, du reste, aucune phase de l'existence qui soit à l'abri de cette éruption. Celle-ci sévit de même, avec une égale intensité, sur l'un et l'autre sexe. Toutefois, il est d'observation que la femme y est plus sujette que l'homme : triste privilége, puisqu'elle se trouve ainsi atteinte dans ce qu'elle a de plus précieux et quelquefois de plus cher, la beauté.

Mais si, nous autres hommes, nous prenons moins au tragique ces disgrâces et ces désastres, il s'en faut de beaucoup néanmoins que nous y restions indifférents. Nous avons même un motif de plus de nous en préoccuper. Ainsi, chacun sait que les habitudes d'intempérance communiquent souvent à la physionomie, et tout particulièrement au nez, certaines teintes rubicondes qui en constituent comme les stigmates accusateurs. Or, l'acné revêt souvent aussi les mêmes teintes et affecte les mêmes siéges. N'est-il donc pas à craindre que, trompée par les apparences, l'opinion n'attribue à des excès de table ce qui est tout simplement le fait de la maladie cutanée?

Puis, indépendamment de ces motifs, tout individu, quel qu'il soit, tient à ne pas paraître malsain. C'est même là un sentiment tellement naturel qu'on ne comprendrait pas qu'il en fût autrement. Or, ces rougeurs et ces boutons donnent de suite l'idée d'un principe humoral ou d'un sang vicié.

L'acné est donc, de toutes les dermatoses, la plus déplorable. Arrivée à certain degré, elle condamne celui qui en est atteint à une sorte d'isolement et a fait naître plus d'une fois des idées de suicide. Aussi mérite-t-elle, plus que toute autre affection, d'éveiller la sollicitude du médecin.

Il y a longtemps, du reste, que j'en ai fait l'objet tout spécial de mes travaux. Ainsi, à propos de ma *Toilette d'une Romaine*[1], il m'a fallu m'enquérir des cosmétiques les plus aptes, non-seulement à entretenir la beauté, mais aussi à réparer ses « avaries ». De même, dans mon *Guide aux eaux*, j'ai dû, sinon aller à la recherche de la fontaine de Jouvence, du moins signaler les sources les mieux appropriées au traitement des diverses éruptions du visage. J'ai donc été forcément conduit à m'occuper de la couperose.

Mais je n'ai pas tardé à reconnaître combien cosmétiques et eaux minérales sont presque toujours impuissants à la guérir. Ils ont, hélas! cela de commun avec les autres agents thérapeutiques. C'est alors que j'ai procédé à toute une série d'essais sur de nouveaux moyens. Après des tâtonnements et des déceptions sans nombre, je suis arrivé à un traitement que je n'hésite pas à regarder comme la solution du problème. C'est ce traitement que je me propose aujourd'hui d'exposer; seule-

1. *Toilette d'une Romaine au temps d'Auguste et Conseils à une Parisienne sur les cosmétiques.* 1 vol. broché, 2ᵉ édition. Paris, Hachette.

ment, pour le faire bien comprendre, il me paraît essentiel d'entrer auparavant dans quelques détails sur la maladie elle-même.

SIÉGE DE L'ÉRUPTION.

Dans l'épaisseur de la couche la plus résistante de la peau, celle qu'on appelle le derme, sont logées des milliers de petites glandes qui sécrètent une matière grasse : ce sont les follicules sébacés. Chacune de ces glandes représente une poche ovoïde que termine un goulot fort étroit, lequel vient s'ouvrir au dehors, à travers l'épiderme, par un pertuis microscopique. La peau, ainsi perforée, figure donc une sorte de tamis ou de crible qui livre incessamment passage à l'humeur destinée à la lubréfier. L'acné n'est autre que la maladie de ces glandes.

Il peut en résulter, en plus des désordres locaux, des troubles dans la santé générale. C'est qu'en effet, les follicules ont pour action incessante d'éliminer certains principes du sang, de manière à maintenir la composition de nos liquides dans ce juste équilibre qui constitue l'état physiologique. On ne saurait donc veiller avec trop de soin à ce que rien ne gêne le fonctionnement de la peau, le moindre obstacle apporté au jeu de ses glandes, surtout s'il vient à prendre des proportions considérables, pouvant devenir l'occasion des perturbations les plus sérieuses.

Comme la face est l'organe qui, par son exposition à l'air et la finesse de ses téguments, avait le plus besoin de protection, c'est à la face que les follicules se montrent les plus nombreux et que leur sécrétion est la plus abondante.

Il n'est pas besoin du reste d'être anatomiste pour constater leur existence, ni physiologiste pour reconnaître la nature de la matière qu'ils sécrètent. Chez beaucoup de personnes, il suffit de presser entre les doigts l'extrémité du nez pour en faire sortir cette matière sous la forme de petits vers, comme le peintre fait sortir ses couleurs de la petite vessie qui les renferme. Si ces petits vers semblent avoir une tête noire, cela tient à la présence de quelques impuretés à l'orifice du goulot qui leur a livré passage.

Le cuir chevelu est, après la face, l'appareil le plus abondamment pourvu de follicules ; nous verrons bientôt quelles en sont les conséquences, au point de vue de la production de l'acné. Enfin, il s'en rencontre sur toute la périphérie du corps et même jusque sur les muqueuses, spécialement celles de la bouche, du voile du palais et de l'arrière-gorge.

Cette répartition si générale des follicules explique comment, quand on sort du bain, l'eau, au lieu de s'étaler sur la peau en une nappe uniforme, se distribue sous l'apparence de gouttelettes, comme si elle était en contact avec un corps gras. C'est qu'en effet, la sécrétion sébacée forme un véritable enduit huileux que l'eau, par sa seule force dissolvante, ne saurait attaquer. Aussi ajoute-t-on, d'habitude, à l'eau du bain du son ou des sels alcalins.

On ne confondra pas cet enduit huileux avec la sueur proprement dite. Celle-ci, il est vrai, suinte de même à travers les porosités de l'épiderme, mais elle a une consistance aqueuse et s'évapore à mesure dans l'atmosphère, soit d'une manière insensible, quand le corps est moite, soit sous l'aspect d'un léger nuage, quand il est en ébullition. Elle ne saurait donc former, comme la matière sébacée, de dépôts pathologiques.

Bien qu'il n'y ait pas, à vrai dire, un seul point de notre individu où les follicules ne puissent devenir malades, ce sont cependant ceux de la face qui s'entreprennent le plus souvent. Aussi l'usage a-t-il plus spécialement consacré les mots d'acné et surtout de couperose pour désigner leur maladie. Toutefois, nous nous servirons du mot acné dans un sens moins restreint et nous l'appliquerons aussi bien aux follicules du reste du corps qu'à ceux du visage.

CAUSES DE L'ÉRUPTION.

Les causes qui sont de nature à favoriser ou à produire le développement de l'acné sont généralement assez obscures. Il en est cependant quelques-unes que l'on ne saurait méconnaître. En tête se place l'influence de l'utérus, influence qui explique parfaitement pourquoi l'acné s'observe plus souvent chez la femme que chez l'homme.

Ainsi, nous savons que c'est, d'ordinaire, vers la puberté que la maladie débute. N'est-ce pas également à cette époque que s'établissent les menstrues?

Nous avons dit aussi que c'est vers l'âge critique que la couperose augmente habituellement d'intensité et de fréquence. N'est-ce pas de même à ce moment que le flux menstruel se supprime?

Enfin, personne ne l'ignore, les changements que subit la

matrice par le fait de la gestation suffisent quelquefois, à eux seuls, pour développer la maladie d'emblée. Il en résulte même une forme d'éruption tellement caractéristique qu'elle a reçu le nom de MASQUE DE GROSSESSE.

D'autres viscères encore, — mais ici l'homme n'y est pas moins exposé que la femme, — d'autres viscères encore réagissent puissamment sur les follicules de la face. Tel est le foie, l'acné se liant très-souvent au tempérament bilieux. Tel est plus particulièrement encore l'estomac : de là ces boutons et ces rougeurs qui accompagnent si souvent les dyspepsies et les embarras gastriques. Quelquefois, chose étrange ! les phénomènes sont inverses ou plutôt ils alternent. Ainsi, quand l'estomac fonctionne bien, la figure est bourgeonnée ; quand, au contraire, il fonctionne mal, elle devient nette. On dirait que le principe morbide se déplace pour « sauter » de l'un à l'autre, à tel point qu'il est quelquefois fort difficile d'indiquer l'organe qui en est le point de départ ou bien l'aboutissant.

L'hérédité est aussi l'une des causes qui influent le plus sur la production de l'acné. Il est des familles où la maladie se transmet presque fatalement des parents aux enfants, parfois même avec la fidélité d'une épreuve photographique. On veut alors toujours y voir la préexistence de quelque humeur. Sans doute, la chose est possible, mais non pas d'une manière aussi absolue qu'on serait tenté de le supposer. On peut hériter de l'acné comme on hérite de la couleur des cheveux, d'une difformité physique ou de certaines taches dites « de naissance », sans qu'il y ait pour cela quelque vice dans le sang.

Où tout porte à croire, au contraire, que ce vice existe, c'est quand on observe en même temps, sur d'autres parties du corps, des éruptions plus ou moins analogues à celles du visage, et surtout qu'elles s'accompagnent d'un suintement humoral. Presque toujours, alors, ces éruptions se rattachent à la diathèse herpétique. Mais, si tout se borne à des boutons, quel que soit d'ailleurs leur nombre ou leur volume, il peut parfaitement se faire que l'affection soit toute locale.

Un cas beaucoup plus grave est celui où l'acné n'est que la manifestation de la syphilis devenue constitutionnelle. Heureusement, cette forme se reconnaît à certains signes qui lui donnent une physionomie à part et éclairent suffisamment le diagnostic ; telle est, par exemple, sa disposition en couronne sur le front, d'où son nom de « *Corona Veneris* ».

Nous n'avons eu en vue, jusqu'à présent, que les causes internes de l'acné. Parlerons-nous maintenant des causes externes, je veux dire de celles qui proviennent du monde extérieur? Nul doute que ces causes n'exercent une influence plus prédominante encore, tant sont puissants et multiples les agents dont l'action retentit sur la face. Ainsi le froid la resserre, la chaleur l'épanouit, la lumière la colore, l'obscurité l'étiole, tout en un mot l'impressionne. Seulement, une fois le mal produit, si la connaissance de la cause est de quelque utilité, comme moyen prophylactique ultérieur, nous allons voir qu'elle ne saurait, d'une manière sensible, modifier le traitement. Or, comme c'est le traitement qui est notre grand objectif, il serait superflu d'entrer à cet égard dans de plus longs développements.

TROIS VARIÉTÉS D'ACNÉ.

La maladie des follicules sébacés se présente sous des formes très-diverses. Toutefois, ces formes peuvent être ramenées à trois types principaux, que nous désignerons sous les noms d'*Acné rosacée*, d'*Acné boutonneuse* et d'*Acné sécrétante*. Indiquons-en successivement les caractères différentiels.

ACNÉ ROSACÉE.

C'est cette forme qui, pour les gens du monde, constitue la « Couperose » proprement dite. Elle est caractérisée par des taches d'un rouge plus ou moins foncé et d'une étendue très-variable. Ce qui les distingue des éruptions éphémères dites « feux du visage », c'est que la pression du doigt ne les fait ni disparaître ni même pâlir. Examinées à la loupe ou seulement à l'œil nu, on y distingue très-bien les orifices agrandis des follicules hypertrophiés. Habituellement aussi la peau qui les avoisine offre une sorte de brillant nacré, que je comparerais volontiers au reflet des écailles de certains poissons.

C'est généralement par le nez que la maladie débute. Sa pointe et sa face dorsale deviennent d'un rouge violacé, principalement après le repas, même le plus frugal, ou sous l'influence d'une émotion, même la plus légère. Cette rougeur peut rester confinée là où elle a pris naissance. Il n'est pas rare alors qu'une ligne de démarcation très-nette sépare les parties saines des parties malades, celles-ci présentant à leur surface des arborisations vasculaires qui ne sont autres que les capillaires dilatés; mais presque toujours, au contraire, l'éruption continue de s'étendre, envahissant graduellement le menton, les joues et le front. Elle pourra finir par gagner ainsi la face tout entière et la transformer en un véritable masque.

Ce masque prend d'ordinaire, chez les femmes arrivées à l'âge critique, un cachet particulier. Les veinules de la peau deviennent variqueuses; elles forment des lignes bleuâtres, irrégulièrement entre-croisées, qui tranchent avec la couleur rouge ou violette de la surface malade; on dirait parfois des divisions d'une carte de géographie. Que de femmes vous rencontrez ainsi défigurées par la couperose! Londres est de toutes les villes celle où j'en ai vu le plus grand nombre et où l'éruption m'a paru offrir ses caractères les plus tranchés. Peut-être n'y a-t-il là qu'une simple influence du climat; mais peut-être aussi doit-on faire entrer en ligne de compte l'habitude qu'ont généralement les Anglaises, même du meilleur monde, de faire usage un peu trop généreusement de boissons déjà par elles-mêmes trop généreuses.

ACNÉ BOUTONNEUSE.

L'acné boutonneuse diffère de l'acné rosacée en ce que l'éruption consiste non plus dans de simples rougeurs, mais dans des boutons véritables. Comme celle-ci, du reste, elle offre des degrés très-différents.

Ainsi, la peau peut être simplement semée de petites granulations de la grosseur d'une tête d'épingle, dont l'extrémité se termine par autant de points noirs assez semblables à des grains de poudre. Ce sont ces granulations que l'on désigne communément sous le nom de « Tannes ». A ce degré, l'acné représente une affection tellement discrète qu'elle ne mérite réellement pas le nom de maladie.

Il n'en est malheureusement pas de même de la forme vraiment boutonneuse.

Le début de l'éruption s'annonce presque toujours par un sentiment de tension et de chaleur qu'accompagne parfois une démangeaison extrêmement vive. Puis, apparaissent de petites élevures, coniques ou légèrement déprimées à leur centre, dont la base est entourée d'une auréole inflammatoire. Ces élevures grossissent au point de devenir des boutons ou même des pustules; bientôt leur sommet blanchit, indice de suppuration.

Quand celle-ci est formée, il suffit en général de la simple pression des doigts pour faire sortir le pus; mais il est rare qu'il s'échappe ainsi en totalité. Presque toujours sa partie la plus concrète reste emprisonnée à l'intérieur de l'utricule. Aussi, même quand les boutons ont disparu, les surfaces conservent-elles quelque chose de rude et de noueux, rappelant assez cet état particulier des téguments qu'on appelle « peau de chagrin ».

Cette forme d'acné marche en général par poussées successives, de telle sorte que la première éruption est à peine cicatrisée que déjà on en voit poindre une seconde.

Quelquefois les boutons, au lieu de tendre à la suppuration, continuent de grossir et de s'indurer. Ils peuvent acquérir ainsi un volume énorme et figurer des loupes ou des lipomes.

Il arrive encore que ce ne sont pas seulement les follicules de la face qui s'entreprennent, ce sont aussi ceux de la muqueuse de la bouche. Que d'angines et de pharyngites granuleuses ne reconnaissent souvent ainsi d'autre cause qu'un engorgement des glandes sébacées! A ce degré, la maladie, si on ne parvient pas à y porter remède, pourra en arriver jusqu'à compromettre l'existence.

Enfin un cas qui est loin d'être rare est celui où l'acné boutonneuse envahit le corps tout entier, et plus particulièrement le dos et la poitrine. Telle est même quelquefois l'intensité de l'éruption dans ces deux endroits que le thorax se trouve comme enserré dans un double plastron. Il est rare que la face soit atteinte alors au même degré. On pourra n'y voir que quelques boutons, ou même ceux-ci manqueront complétement, comme si tout l'effort du mal se concentrait sur le tronc.

ACNÉ SÉCRÉTANTE.

Il n'est pas, à vrai dire, d'acné, tant rosacée que boutonneuse, qui ne soit en même temps sécrétante, puisque les follicules, étant des organes glanduleux, ne peuvent s'irriter sans que leur sécrétion en soit plus ou moins accrue. Toutefois, je ne comprends sous le titre d'acné sécrétante que la variété dans laquelle cette sécrétion atteint de telles proportions qu'elle constitue le symptôme prédominant, quelquefois même le symptôme unique.

Plusieurs cas peuvent se présenter, mais il est facile de les ramener tous à trois.

Un premier est celui où la peau du visage devient comme

farineuse. Si on y passe la main, elle offre quelque chose de râpeux et de rêche. Examinée à la loupe, on voit qu'effectivement les feuillets de l'épiderme sont hérissés comme dans le phénomène appelé « chair de poule », et que dans leur intervalle se trouve une matière pulvérulente. Cette matière, tantôt tombe d'elle-même, d'autrefois, au contraire, se réunit pour former des lamelles ou des houppes soyeuses : c'est l'*Acné sécrétante sèche.*

Dans un second cas, la peau se couvre d'une couche huileuse, ce qui lui donne des reflets vernissés et la fait paraître comme transparente. Cette couche, à mesure qu'on l'enlève, se reproduit presque instantanément ; parfois même son abondance est telle qu'elle constitue un véritable flux. Froissée entre les doigts, elle exhale une sorte d'odeur de suif et donne la sensation d'un corps oléagineux. Si vous en imprégnez du papier et que vous approchiez ce papier de la flamme, il brûle avec éclat. C'est l'*Acné sécrétante humide.*

Enfin, dans un troisième cas, l'exsudation, au lieu d'affecter la consistance huileuse, se traduit par des croûtes d'un blanc grisâtre et tirant sur le jaune. La matière qui les constitue est malléable comme de la cire, et adhère faiblement aux tissus sous-jacents. Soulève-t-on l'une de ces croûtes avec précaution et lenteur, on voit qu'elle plonge à l'intérieur même du follicule par un long filament qui en constitue la racine. Il semble donc qu'on surprenne la maladie en flagrant délit de formation. C'est l'*Acné sécrétante croûteuse.*

— Je pourrais, à l'exemple de la plupart des auteurs, multiplier ces divisions, mais les trois que je viens d'indiquer suffisent, en ce qu'on peut aisément y rattacher toutes les autres altérations de la sécrétion sébacée. Surtout qu'on prenne garde de les confondre avec l'eczéma!

LE TRAITEMENT.

Le traitement de la couperose, de même que celui de toute affection éruptive, n'a pas seulement pour objet de faire disparaître le mal local, il doit de plus neutraliser la cause interne, si tant est qu'il en existe une, qui l'a produit ou qui l'entretient. Sans cela, vous vous exposeriez à des répercussions d'autant plus dangereuses que peut-être la maladie, dont vous auriez voulu vous débarrasser, n'était qu'une utile dépuration de l'organisme. Ainsi, dans ces machines qu'emploie l'industrie, si vous veniez à fermer brusquement les soupapes dites « de sûreté », qui donnent issue à l'excès de la vapeur, celle-ci, par sa rétention inopportune, tournerait sa force contre la machine elle-même, en faisant éclater le réservoir destiné à la contenir.

Toutefois, que les malades se défient de leur tendance à voir partout des altérations humorales, et surtout qu'ils n'aient pas une foi trop absolue, je devrais dire trop aveugle, dans tous les soi-disant dépuratifs. Que de médicaments on décore de ce nom, qui sont absolument inhabiles à dépurer quoi que ce soit, sauf peut-être la bourse de ceux qui les achètent! Je ne nie pas cependant qu'il ne puisse être quelquefois utile de combiner ensemble le traitement interne et le traitement externe. J'ai même fait composer à cet usage un sirop que j'ai appelé précisément *Sirop dépuratif*, car il renferme la plupart des substances que l'expérience a appris agir réellement comme moyen dépurateur. Seulement, qu'on le sache bien, l'acné, dans la très-grande majorité des cas, réside tout entière dans la maladie des follicules, et, par suite, les humeurs et le sang sont complétement hors de cause.

Mais de ce que l'éruption se trouve ainsi localisée à la peau, n'en concluez pas qu'elle sera plus facile à guérir. C'est plutôt le contraire qui a lieu, cette séquestration la rendant en quelque sorte inaccessible à nos remèdes.

Aujourd'hui, on peut le dire, chaque spécialiste a le sien. Or tous conviennent que, quand l'acné est parvenue à certain degré de développement et de gravité, elle est aussi bien au-dessus des ressources de l'art que de celles de la nature. On en est donc réduit à s'en référer au temps, ce qui n'est en définitive qu'un aveu d'impuissance.

C'est surtout à l'époque de mes consultations pour les eaux que je vois défiler sous mes yeux ce triste cortége de malades « réfractaires » à la médecine. Ils viennent, après avoir vainement essayé de tout, me demander de leur indiquer une eau qui les guérisse. Malheureusement, je l'ai déjà dit, cette dernière ressource n'aboutit que trop souvent à une déception de plus.

Arrivons donc à l'exposé d'une méthode de traitement que je regarde, au contraire, comme le moyen curatif par excellence :

Et ma grande raison, c'est que j'en suis l'auteur.

Aussi devrai-je, en en parlant, me défier des illusions de l'amour-propre et des entraînements de la paternité.

UNE NOUVELLE MÉTHODE DE TRAITEMENT.

Ma méthode consiste dans l'emploi de pansements faits à l'aide de topiques destinés à agir directement sur l'éruption et à la modifier. Ces topiques sont au nombre de deux. Je les ai appelés « Liqueur styptique » et « Mixture chloratée ». Il y en a bien un troisième, de provenance étrangère, qui porte le nom de « Pommade sicilienne »; mais son rôle n'est le plus souvent qu'un rôle secondaire. Un mot sur chacun.

Liqueur styptique. — Elle a pour base l'acide chlorhydrique. Comment ai-je été conduit à son emploi? Je me rappelais avoir entendu dire à Récamier, pendant que j'étais son interne à l'Hôtel-Dieu, que les ouvriers en métaux précieux sont très-rarement atteints d'éruptions au visage, ce qu'il attribuait à l'usage habituel qu'ils font de l'eau régale. Or, l'eau régale n'est autre qu'un mélange d'acide chlorhydrique et d'acide azotique, d'où s'échappent des vapeurs de chlore. Cette remarque de mon illustre maître était restée gravée dans ma mémoire, et je me demandais si ces vapeurs de chlore n'entraient pas pour quelque chose dans l'immunité dont jouissent les ouvriers en question.

Plus tard, rapprochant ces faits d'autres dont j'étais témoin, je me suis dit : Lorsque la muqueuse de la bouche devient le siége de quelque affection éruptive et que nous voulons modifier sa vitalité, nous choisissons l'acide chlorhydrique de préférence à tout autre, à cause de sa volatilité extrême qui l'empêche de pénétrer trop profondément. Or, comme entre la muqueuse de la bouche et la peau du visage il n'y a d'autre différence anatomique que le degré de finesse de l'épiderme, ce qui convient pour la première ne pourrait-il pas de même convenir pour la seconde? N'aurait-on pas ainsi la clef de l'observation de Récamier?

J'ai donc expérimenté contre l'acné l'acide chlorhydrique en lotion, en l'associant à un diluant et parfois aussi à un mucilagineux qui en tempère la causticité. Je n'ai pas tardé à reconnaître que cette lotion agit à la fois sur la vitalité des follicules et sur leur texture intérieure. J'ai constaté de plus que par l'espèce d'astriction qu'elle exerce sur les téguments, elle leur communique plus de tonicité et de ressort. Aussi l'ai-je appelée : Liqueur styptique.

Mais ce n'est pas le tout de provoquer ainsi certaines perturbations organiques et fonctionnelles; il faut rétablir ensuite l'équilibre physiologique. Que faire pour remplir cette seconde partie du problème?

Mixture chloratée. — C'est alors que je me suis dit, toujours d'après le même ordre d'idées : Quand on a touché la muqueuse de la bouche avec l'acide chlorhydrique, on se trouve en général très-bien de tempérer et de régulariser l'action de cet acide à l'aide de gargarismes dont le chlorate de potasse fait la base. Pourquoi ne pas essayer du même topique en lotion sur la peau, puisque son tissu est analogue à celui de la muqueuse? C'est ce que j'ai fait, et l'événement a, cette fois encore, pleinement justifié mes prévisions. Ainsi les malades m'ont tous dit s'en trouver à merveille. J'ai, de plus, constaté que non-seulement on prévenait de la sorte toute réaction inflammatoire, mais qu'on dissipait à l'instant même l'irritation causée par l'application de la Liqueur styptique. Cette lotion je l'ai appelée : Mixture chloratée.

Il est des malades chez lesquels le benzoate de soude paraît mieux convenir encore que le chlorate de potasse. Je fais alors usage d'une MIXTURE BENZOATÉE qui contient les mêmes doses de sel et que l'on emploie de la même manière.

Pommade sicilienne. — Je m'étais exagéré, lors de mes premiers travaux, l'action de cette pommade sur la cure de l'acné. Comme je l'employais conjointement avec les deux autres préparations, je lui faisais une part beaucoup trop large dans les guérisons obtenues, car je lui en rapportais presque exclusivement le mérite. Mes opinions depuis lors se sont sensiblement modifiées. Ainsi je vois plutôt en elle aujourd'hui un précieux auxiliaire, et encore son emploi ne s'adapte-t-il pas à toutes les variétés de la maladie.

La Pommade sicilienne, dont la formule est due au docteur Lorenzo, de Palerme, a une composition un peu complexe. On y trouve plusieurs sels résolutifs et astringents où dominent surtout ceux d'alumine. Ses éléments du reste sont si heureusement combinés qu'elle n'irrite jamais, calme plutôt, et modifie les tissus par une action insensible et douce qui les ramène graduellement à leur vitalité normale. Rien de plus simple que la manière d'en faire usage. On en étend une très-légère couche, matin et soir, sur les surfaces malades, en ayant soin d'enlever chaque fois la couche précédente avec une éponge ou un linge fin. Comme elle a une odeur suave et une teinte rosée, son emploi sur la figure n'a rien d'incommode ni de disgracieux. Une fois ôtée, elle ne laisse aucune trace.

— C'est donc dans l'emploi, soit isolé, soit combiné, de ces trois agents, la Liqueur styptique, la Mixture chloratée et la Pommade sicilienne, que réside ma méthode. Quant à spécifier la part et le rôle de chacun de ces agents, cela ressortira des détails dans lesquels il va nous falloir maintenant entrer sur le traitement des trois grandes divisions d'acné que nous avons admises, à savoir : l'Acné rosacée, l'Acné boutonneuse et l'Acné sécrétante. Nous aurons soin de citer à l'appui un certain nombre de faits cliniques, de manière que l'exemple marche de pair avec le précepte.

TRAITEMENT DE L'ACNÉ ROSACÉE.

C'est contre cette forme d'acné, à laquelle se rattache le MASQUE DE GROSSESSE, que la Pommade sicilienne offre réellement une utilité incontestable. Ainsi j'écrivais en 1866, dans ma *Toilette d'une Romaine :*

« La première fois que j'expérimentai cette pommade, ce fut sur une jeune personne qui, depuis cinq ou six ans, avait sur la face dorsale du nez des rougeurs qui faisaient son désespoir. Elle ne voulait plus aller dans le monde, rejetait tous les partis qui se présentaient, refusait même de tenter aucun remède, se déclarant infirme et incurable. C'est alors que je lui parlai de la Pommade sicilienne. J'eus d'autant plus de peine à vaincre ses répugnances qu'elle me dit avoir remarqué que toute application de corps gras sur son visage lui avait été jusqu'alors préjudiciable. Cependant elle en essaya. Or, en moins de quinze jours de traitement, toutes traces de rougeur avaient disparu. En même temps disparurent ses idées de reclusion et de célibat, car elle se maria peu de temps après et ne tarda pas à briller parmi nos merveilleuses.

« Cette cure fit sensation. Aussi fus-je appelé presque immédiatement à donner des soins à l'institutrice des enfants du comte X..., qui, depuis plus de quinze ans, avait la figure tellement couperosée, que cela avait fini par lui faire une sorte de masque. Elle se trouvait alors à son âge critique, d'où était résultée une recrudescence de l'éruption : c'est au point qu'on lui avait donné à entendre qu'elle eût à songer bientôt à prendre sa retraite. Cependant, au bout d'un mois de l'usage journalier de la pommade, sa couperose avait disparu.

« Enfin deux malades se présentaient dernièrement, et le même jour, à ma consultation, atteints à peu près au même degré d'une acné rosacée des plus intenses. L'un était un étudiant en pharmacie, l'autre une dame d'une cinquantaine d'années. Par l'application faite, d'une manière suivie, de la Pommade sicilienne, tous les deux guérirent, l'étudiant en trois semaines, et la dame au bout de six. »

— Voilà donc ce que j'écrivais, il y a de cela dix ans. Seulement je passais sous silence comme insignifiant un détail auquel j'attache au contraire aujourd'hui une importance extrême, à savoir que, chez tous ces malades, je touchais de temps à autre les surfaces affectées avec la Liqueur styptique. C'est que j'y voyais alors un moyen simplement adjuvant, tandis que j'y vois actuellement la médication vraie, la seule réellement curative. Ma pratique en a subi des changements très-notables. Ainsi, presque toujours maintenant, je débute d'emblée par la Liqueur styptique, ou, si j'ai essayé d'abord de la Pommade sicilienne, pour peu que l'éruption résiste ou que le mieux marche trop lentement, je fais immédiatement intervenir la liqueur, et j'en continue l'emploi soit seule, soit concurremment avec la pommade.

Telles sont les modifications que j'ai cru devoir apporter à ma première manière. Il me serait facile de citer de nombreux faits comme preuves des avantages qui en résultent, mais ce serait m'exposer à des redites. Mieux vaut que j'expose comment je procède pour ces pansements.

Tenant d'une main un bourdonnet de coton, je saisis de l'autre un pinceau imbibé de la Liqueur, lequel pinceau me sert à l'étaler en couche très-mince sur les surfaces malades. J'ai grand soin d'essuyer à mesure avec mon coton. De cette manière le badigeon est trop superficiel et le contact de la Liqueur trop rapide pour que celle-ci ait le temps de pénétrer profondément. Aussi la cuisson légère qu'elle provoque se dissipe-t-elle au bout de quelques minutes. Quant à la rougeur qui en est également la conséquence, elle persiste un peu plus longtemps, mais rarement au delà d'une demi-heure ou d'une heure.

Si, comme cela arrive souvent, l'éruption a envahi la chevelure, la barbe ou les sourcils, on emploiera de même la Liqueur, mais sans avoir préalablement rasé les surfaces : car, lorsqu'elle est convenablement préparée, elle n'exerce aucune action fâcheuse sur le système pileux. Je dirai plus, elle en fortifie le bulbe.

Le *modus agendi* du traitement consiste donc à provoquer dans les points occupés par l'acné une stimulation artificielle, laquelle, en se dissipant, entraînera avec elle l'irritation pathologique. C'est la méthode dite substitutive. On fait ainsi, pour me servir d'une formule restée célèbre, « de l'ordre avec du désordre ».

Toutefois les bénéfices résultant de ce trouble momentané ne seront obtenus qu'autant qu'on en fera disparaître jusqu'aux moindres traces. Aussi le malade devra-t-il, dans l'intervalle de chaque pansement, lotionner plusieurs fois par jour les parties atteintes avec la Mixture chloratée ou benzoatée, que nous avons dit être le sédatif par excellence.

TRAITEMENT DE L'ACNÉ BOUTONNEUSE.

L'acné boutonneuse est, de toutes les formes d'acné, celle dont ma méthode triomphe le plus sûrement. J'ai écrit quelque part : « La guérison est la règle et l'insuccès l'exception. » Eh bien ! j'aurais pu être beaucoup plus affirmatif encore. En effet, je n'ai pas encore vu un seul cas, un seul, qui se soit montré réfractaire à l'action combinée de la Liqueur styptique et de la Mixture au chlorate. Je ne parle pas de la Pommade sicilienne, car, pour peu que les boutons aient acquis un certain volume, elle n'offre aucune espèce d'utilité. Au contraire, on ne saurait assigner de limites à la puissance curative des deux autres topiques. Je les ai vus triompher d'éruptions qui non-seulement couvraient le visage, mais qui avaient envahi la totalité du corps au point de simuler une véritable lèpre.

Il suffit de suivre les diverses transformations que subit le bouton par l'action du traitement, pour s'expliquer comment et pourquoi il doit guérir. Voici ce qu'on observe :

A peine a-t-il subi le contact de la Liqueur que ses parois se resserrent et sa pointe s'effile. En même temps le patient y accuse une assez vive cuisson. Que se passe-t-il en pareil cas? La liqueur, par sa nature éminemment subtile, pénètre à travers l'orifice du follicule hypertrophié jusque dans sa cavité même, et là, rencontrant la matière sébacée dont l'accumulation produit la maladie, elle l'attaque, la corrode, la détruit. Il en résulte que le bouton, par la rétraction de ses parois, se ratatine et s'atrophie.

Aussi, quand vous appliquez la Liqueur, ne sauriez-vous vous contenter, comme pour l'acné rosacée, d'un badigeon superficiel. Vous devez, au contraire, promener très-lentement votre pinceau sur les surfaces où siége l'éruption, forçant les doses aux endroits où elle est la plus accentuée, et l'y laissant au besoin séjourner quelques instants. Ne craignez rien pour la peau saine qui sépare les boutons; elle est garantie par son épiderme, comme le système pileux est garanti par son étui corné : la Liqueur ne saurait y mordre.

Sous l'influence de ces pansements, que vous répétez tous les deux ou trois jours, les boutons diminuent de plus en plus de volume, jusqu'à ce qu'ils ne représentent plus qu'un petit grain noirâtre qui tombe de lui-même, ou qu'on détache avec l'ongle. Alors la maladie est guérie.

Bien entendu vous faites suivre chaque pansement de lotions chloratées, et vous répétez ces lotions dans l'intervalle, de manière à prévenir toute réaction inflammatoire.

Enfin, quand l'éruption, au lieu d'être limitée à la face, s'étend au reste du corps, j'emploie des *Bains acidules*[1]. Je modifie ainsi puissamment l'ensemble même des téguments.

— Citons maintenant quelques faits à l'appui de ces préceptes, afin d'en faire mieux saisir encore les applications.

Je fus consulté, dans le courant de l'année dernière, presque au même moment, par trois personnes atteintes d'acné boutonneuse. C'était une jeune fille, un banquier et un attaché d'ambassade.

Chez la jeune fille, la figure seule était entreprise. Elle avait depuis une dizaine d'années, spécialement sur le front, les ailes du nez, la lèvre supérieure et un peu les joues, des boutons durs comme des verrues, qui n'étaient autres que des follicules hypertrophiés. Je la soumis aux pansements avec la Liqueur styptique et la Mixture chloratée. Au bout d'un mois elle était complétement guérie.

Le banquier (c'était un homme pouvant avoir dans les quarante-cinq ans) avait la face toute bourgeonnée, ce qui lui grossissait et déformait les traits. Il avait de plus, au devant de la poitrine et sur le dos, un assez grand nombre de boutons appartenant évidemment à la même famille que ceux de la face. L'éruption remontait à une vingtaine d'années. Je le traitai de même par la Liqueur et la Mixture; seulement j'y joignis

1. Je prépare ces bains avec l'acide sulfurique, de préférence à l'acide chlorhydrique, ce dernier acide laissant dégager dans l'atmosphère des émanations désagréables à respirer.

quelques bains acidules. En moins de six semaines sa guérison était complète.

Quant à l'attaché d'ambassade, sa figure était à peu près exempte d'éruption. Par contre, dans quel triste état il avait le reste du corps! Le tronc surtout était tellement farci de boutons que c'est à peine si, de distance en distance, on apercevait quelques places restées saines. Je recourus de suite aux pansements avec la Liqueur styptique : seulement, au lieu de procéder méthodiquement, je badigeonnai à grands coups de pinceau toutes les surfaces malades, absolument comme un colleur badigeonne un mur avant d'y apposer ses affiches. Les résultats furent instantanés. Ainsi, au bout de peu de jours, tous les boutons se flétrirent, puis se détachèrent sous l'aspect de lamelles, d'écailles et de farines. Je favorisai leur chute à l'aide de grands bains acidulés. Enfin, au bout de trois semaines de traitement, la peau était redevenue aussi nette que si elle n'eût jamais été malade.

UN CAS D'ACNÉ ÉLÉPHANTIASIQUE.

J'arrive à un ordre de lésions beaucoup plus graves. Ainsi, il peut se faire qu'au lieu de boutons, ce soient des tumeurs rappelant plutôt l'éléphantiasis que l'acné. Tel était le cas d'un malade qui se présenta, en 1873, à ma consultation, et dont voici en peu de mots l'histoire :

C'était un Espagnol de quarante et quelques années. Son visage ne conservait plus, autant dire, rien d'humain. Qu'on se figure une surface d'un rouge cuivré, hérissée d'excroissances dont quelques-unes rappelaient, par la bizarrerie de leurs formes, des grains de raisin, des cerises ou des espèces de figues. Le front en était tout chargé. Les sourcils, entraînés par leur poids, pendaient au-dessus des orbites, ce qui donnait à l'œil quelque chose de caverneux. Les joues, les lèvres, le menton, étaient tuméfiés au point que leur jeu en était rendu difficile. Enfin, le nez, si tant est qu'il méritât encore ce nom, disparaissait comme perdu au milieu de toutes ces abominations, dont il avait sa large part.

Mais ce n'est pas tout. Des végétations de même nature existaient à l'intérieur de la bouche, spécialement sur le voile du palais, la luette, les gencives et la face interne des joues. Enfin, il n'est pas jusqu'au corps lui-même qui ne se trouvât, à peu près partout, couvert de tumeurs de même origine.

J'étais donc en face d'une de ces acnés éléphantiasiques, où tout le système folliculeux est entrepris, et dont j'avais vu en Orient, surtout à l'hôpital Kasr-el-Ainy du Caire, de si terribles échantillons.

Malheureusement l'éruption faisait chaque jour de nouveaux progrès et le malade se voyait menacé jusque dans son existence. Je constatai, en effet, que les végétations développées sur le voile du palais commençaient à obturer tellement le passage de l'air et des aliments, qu'il était à la veille de ne plus pouvoir ni respirer ni se nourrir.

Ai-je besoin d'ajouter que son état avait été jugé par tous absolument incurable? J'avoue que, de mon côté, je me trouvai dans le plus grand embarras. J'avais bien la ressource de la Liqueur styptique; mais, pour qu'elle pût mordre sur les tumeurs, il fallait porter son titre jusqu'à la causticité. N'était-il pas à craindre qu'à ce degré de force elle ne provoquât des phénomènes inflammatoires dont je ne serais plus ensuite le maître? Je n'avais d'autre espoir, pour conjurer ces phénomènes, que dans l'action si puissamment sédative du chlorate de potasse. Nous allons voir que cet espoir ne fut aucunement déçu.

Ainsi je touchai d'abord avec la Liqueur toutes les végétations de l'intérieur de la bouche. La cuisson fut vive dans le moment, mais elle se dissipa presque aussitôt, grâce à un gargarisme avec la Mixture chloratée.

J'étendis ensuite une couche de la même Liqueur, mais plus concentrée, sur les téguments du visage. Il se passa alors un fait assez étrange. Cette couche disparut en entier, absorbée par les tissus sous-jacents; je la renouvelai et elle disparut encore. C'est que la peau, par cette hypertrophie monstrueuse des follicules et l'agrandissement proportionnel de leurs orifices, avait fini par devenir poreuse comme une éponge. J'en restai là de ce premier pansement et recommandai au malade de se rincer la bouche et de se laver la figure, toutes les deux heures, avec la mixture au chlorate de potasse.

Le lendemain, l'aspect de la figure était peu modifié, mais il y avait déjà du mieux du côté de la bouche. Même pansement et même prescription que la veille.

Le troisième jour, la bouffissure avait sensiblement diminué; quant à la bouche, elle était en pleine voie de guérison. Continuation du traitement.

A dater de ce moment, l'amélioration s'accentue de plus en plus. Ainsi la muqueuse buccale est tellement dégagée que la respiration et la déglutition s'exécutent en parfaite liberté. Mêmes progrès du côté de la figure. De larges escarres, semblables à des fragments de parchemin, se détachent et tombent, laissant à nu des chairs moins spongieuses et plus vivantes. Les sourcils se relèvent ; le nez reprend sa forme ; les grandes lignes du visage redeviennent apparentes : c'est toute une métamorphose. Seules, les végétations appendues aux téguments résistent à la Liqueur.

Le douzième jour, voyant que tout a cédé, sauf ces végétations, je me décide à lier avec un fil celles qui ont un pédicule et à exciser avec le bistouri celles qui n'en ont pas. Ces petites opérations furent à peine douloureuses, les tissus étant déjà en grande partie mortifiés par le caustique, et n'amenèrent non plus aucune réaction inflammatoire. Il est vrai qu'au moindre signe on avait recours aux lotions chloratées. La cicatrisation s'en opéra de même très-rapidement.

Enfin, le VINGTIÈME JOUR du traitement (commencé le 10 août, il avait fini le 30) tout était terminé, en ce sens que la gorge était redevenue entièrement libre et que les traits avaient repris leur régularité. Le malade quitta donc Paris pour retourner en Espagne.

Je lui fis continuer chez lui ses lotions chloratées pour prévenir toute récidive. Je lui prescrivis de plus un traitement ioduré à haute dose, pour amener la fonte de ce qui restait de tumeurs. Or son état continua d'être des plus satisfaisants, car voici ce qu'il m'écrivait six mois après son retour :

« Tarragone, 4 mars 1874.

« .... Je n'ai rien perdu de ce que j'avais gagné du côté de « la figure, et mes forces, qui étaient réduites à rien quand je « suis venu vous consulter, sont devenues on ne peut meil- « leures. Je me sens plein de vigueur et de vie ; appétit parfait ; « digestions excellentes. Quant aux boutons que j'ai encore sur « le corps et particulièrement aux jambes, je les trouve moins « durs et moins pleins ; plusieurs même ont notamment dimi- « nué. Vous avez fait là un vrai miracle, que vous achèverez « certainement au printemps.

« V***. »

M. le Dr Constantin James, rue de Luxembourg, 51.

Et en effet il revint au printemps, où je fus assez heureux pour compléter sa cure à l'aide des mêmes moyens qui lui avaient déjà si parfaitement réussi.

Voilà certes un magnifique résultat. Eh bien! c'est au chlorate de potasse que j'en rapporte en grande partie l'honneur, car, si je ne l'avais pas eu pour tempérer la réaction produite par la cautérisation des tumeurs et l'ablation des végétations, j'aurais certainement été débordé par l'inflammation consécutive; ou plutôt, je n'aurais pas osé tenter ces opérations, et le malade eût déjà succombé aux progrès de l'affection.

TRAITEMENT DE L'ACNÉ SÉCRÉTANTE.

Cette forme d'acné est incontestablement la pire de toutes, tant pour le malade que pour le médecin. Pour le malade, en ce qu'en plus de la difformité résultant des boutons et des rougeurs qui l'accompagnent si souvent, il y a le suintement humoral qui quelquefois affecte non moins désagréablement l'odorat que la vue. Pour le médecin, en ce que le traitement est toujours difficile, les progrès peu sensibles, les temps d'arrêt fréquents, et que, par suite, le succès ne saurait être obtenu qu'au prix d'une persévérance qui est rarement la qualité dominante du patient.

Le grand obstacle ici à la guérison, c'est la persistance du flux sébacé, alors même que les autres caractères de l'éruption ont disparu. On dirait que cette hypersécrétion des follicules est devenue tellement inhérente aux glandes, qu'elle est presque passée à l'état de fonction physiologique. Aussi faut-il, en général, beaucoup de temps et de soins pour s'en rendre maître. C'est pour ces cas surtout qu'il convient de recourir aux dépuratifs *vrais*, lesquels, en même temps qu'ils s'attaquent au génie du mal, préviennent sa rétrocession sur quelque organe intérieur.

Nous avons dit que l'acné sécrétante revêt trois formes principales : la forme sèche, la forme humide et la forme croûteuse. Leur traitement repose sur les mêmes indications, ainsi que le prouvent les trois faits que nous allons citer, à titre de spécimen de chacune de ces trois formes.

1er Fait. — Mlle N..., qui s'annonçait devoir être très-jolie, fut prise, vers l'âge de quinze ans, d'une acné qui la défigura complétement. Elle en avait dix-neuf quand elle fut confiée à mes soins. Son visage était alors tout couvert d'une sorte d'enduit amiantacé, qui lui donnait une pâleur mate. Sous cet enduit apparaissaient des boutons de volume variable; on les observait surtout sur les joues, au front, dans les sourcils et tout spécialement sur le nez. Cet organe était même légèrement déformé par l'effacement de la petite dépression qui sépare sa face dorsale de ses ailes. Enfin, dans les endroits où la peau n'était pas malade, elle ne paraissait pas non plus complétement saine, en ce qu'elle offrait quelque chose de farineux et de pulvérulent.

J'avais donc affaire à une acné sécrétante, de forme sèche. Ajoutez cette circonstance aggravante que le père de cette jeune personne était lui-même notablement couperosé.

Le traitement consista, comme pour les cas précédents, à badigeonner la figure avec la Liqueur styptique. J'enlevais bien ainsi les pellicules et les farines, mais elles se reproduisaient chaque fois avec une ténacité désespérante, de telle sorte que c'était toujours à recommencer. Et pourtant la malade ne négligeait rien de ce qui pouvait hâter le succès ! Elle venait régulièrement chez moi tous les jours, et, entre chaque pansement, elle ne négligeait jamais ses lotions chloratées.

Heureusement le remède finit par être plus fort que le mal. Ainsi, au bout de six semaines, l'éruption avait disparu, et les traits avaient repris leur finesse et la pureté de leurs lignes. C'est ce qu'exprimait, dans son langage pittoresque, la femme de chambre, quand elle disait : « Il semble que le nez de Mademoiselle a été remis en forme. » J'en restai donc là du traitement.

Mais, au bout d'une quinzaine de jours, quelques efflorescences et quelques boutons s'étant reproduits, je dus le reprendre et le compléter par une nouvelle série de pansements. En somme, ce fut seulement après trois mois de soins journaliers que je pus prononcer le mot de guérison.

2e Fait. — Il est question ici d'un jeune homme de 27 ans qui, depuis l'âge de 15 ans, était atteint d'une acné sécrétante humide, dont voici les principaux caractères :

La maladie était plus particulièrement fixée au nez, que recouvraient des végétations tuberculeuses et d'où s'échappait sans cesse une humeur gluante. Sa surface était d'un rouge à la fois ardent et livide. Pour en adoucir les tons et aussi pour en absorber l'humeur, le malheureux était obligé de recourir plusieurs fois par jour à la poudre d'amidon, mais celle-ci formait bientôt une sorte de mastic qui ajoutait encore à la difformité. Il avait de plus de grosses pustules dans la barbe, qu'il portait entière pour les dissimuler. Enfin son front était semé de boutons et de plaques, qui empiétaient sur le cuir chevelu, à la manière de la *Corona Veneris*.

Je commençai par l'emploi de la Pommade sicilienne, puis je lui adjoignis les pansements avec la Liqueur styptique constamment suivis de lotions chloratées. Les boutons furent les premiers à céder et, au bout d'une quinzaine de jours, j'en étais complétement maître; mais il n'en fut pas de même du flux humoral. Sans doute il diminua dans une proportion très-sensible; seulement, telle était encore son abondance que rien n'indiquait que je dusse de sitôt en tarir la source.

C'est alors que je me décidai à cautériser *tous les jours* le nez avec la liqueur rendue notablement acide; or, telle est l'action tempérante du chlorate de potasse que pas une fois l'inflammation ne prit le dessus. Sous l'influence de ce traitement, la peau devint de moins en moins humide, et il arriva un moment où, complétement « asséchée », elle ne conserva plus ni rougeur ni rudesse. Le malade était complétement guéri.

3e Fait. — Il s'agit encore ici d'un jeune homme atteint d'une acné sécrétante, mais de forme croûteuse. Sa maladie remontait à 4 ou 5 ans; lui en avait 22. Voici ce que je constatai :

Des rougeurs et des boutons étaient répandus sur sa figure, son front, ses tempes, et avaient envahi le cuir chevelu sous forme de pityriasis. Mais le plus fort de l'éruption occupait la partie centrale du visage. Ainsi, de la face dorsale du nez et de ses deux ailes partaient des plaques croûteuses qui, gagnant symétriquement les joues, s'y étalaient pour aller mourir au voisinage des pommettes. La peau tout autour de ces plaques était luisante et d'un rouge cuivré. Il en résultait dans l'ensemble des traits quelque chose de tout à fait repoussant. Enfin le malade voyait depuis quelque temps ses forces décliner, et il avait notablement maigri.

J'eus recours à la même médication que pour les cas précédents, je veux dire la Pommade sicilienne, la Liqueur styptique et la Mixture chloratée.

Le premier résultat que j'obtins fut de changer la nature croûteuse du suintement en une humidité simple. C'était déjà beaucoup, l'affection perdant ainsi son cachet herpétique; mais nous savons combien toute hypersécrétion des glandes sébacées est difficile et lente à disparaître. Aussi fus-je obligé de recourir, comme pour le cas précédent, à des pansements *quotidiens* avec la Liqueur styptique, pansements que je faisais suivre de lotions chloratées. Or ici encore, le chlorate neutralisa toute inflammation consécutive.

On ne s'attend pas sans doute à ce que j'entre dans plus de

détails sur le traitement. Il suffira de savoir que je finis par rester complétement maître de la place. Ainsi, plus d'éruption sur le visage ; disparition absolue du pityriasis ; retour des forces et de l'embonpoint ; en un mot, état normal qui, depuis lors, ne s'est pas démenti un seul instant.

RECETTES HYGIÉNIQUES POUR PRÉVENIR LES RÉCIDIVES DE L'ACNÉ.

J'en ai fini avec l'exposé de ma méthode de traitement. Nous avons vu que la forme boutonneuse est celle dont elle triomphe avec le plus de facilité et de certitude ; puis vient l'acné rosacée ; puis enfin, mais à une assez grande distance des deux autres, l'acné sécrétante.

C'est beaucoup sans doute d'arriver à guérir ainsi une maladie que beaucoup regardent, aujourd'hui encore, comme à peu près incurable, mais il ne serait pas moins essentiel d'en prévenir les récidives. Or l'expérience m'a appris qu'on y parvient presque toujours à l'aide de quelques recettes hygiéniques que je vais maintenant indiquer.

Et d'abord, on évitera de suspendre trop brusquement les lotions chloratées. Il faut au contraire les continuer pendant plusieurs semaines ou même plusieurs mois. C'est pour en faciliter l'usage que j'ai additionné la Mixture d'un agréable arome, qui en fait une véritable « Eau de toilette ».

Eau de toilette. — Cette « Eau » s'emploie à la dose d'une ou deux grandes cuillerées que l'on ajoute à la quantité d'eau ordinaire destinée au visage. Elle contribue puissamment à nettoyer la peau, sans rien lui ôter de son velouté, qu'elle tend plutôt à faire ressortir ; elle la fortifie de plus contre les impressions de l'air extérieur, en augmentant sa tonicité. Mais elle fait plus encore.

Chacun sait qu'il survient quelquefois à la face, sous l'influence surtout de l'insolation, des taches, des farines ou des rougeurs. Tant que ces petites éruptions se dissipent d'elles-mêmes, sans laisser de traces, elles ne méritent pas le nom de maladie. Mais il n'est pas rare qu'elles prennent peu à peu certains caractères de fixité, de telle sorte que ce qui n'était d'abord que de simples éphélides, finira par devenir couperose. On veut alors agir : malheureusement il est trop tard. Si, au contraire, dès le début, on avait fait usage d'une « eau de toilette » analogue à celle que je viens d'indiquer, non-seulement on eût guéri le mal actuel, mais on eût mis la figure à l'abri de toute invasion ultérieure. Le chlorate de potasse, en plus de son rôle si puissant dans le traitement de l'acné, constitue donc un précieux préservatif de l'éruption.

Élixir et poudre dentifrices. — Nous avons dit qu'il existe une telle solidarité de fonctions entre les follicules de la face et ceux de la bouche que, quand les premiers deviennent malades, les seconds peuvent le devenir à leur tour, et que ceux-ci se trouvent non moins bien de l'emploi du chlorate de potasse. J'ai donc fait un Élixir et une Poudre dont ce sel fait la base.

Ces préparations s'emploient de la même manière que tous les produits de ce genre. Elles ne leur cèdent en rien comme parfum de l'haleine, et leur sont infiniment supérieures au point de vue hygiénique.

Ainsi « l'Élixir » agit comme un excellent détersif dans cet état fongueux des gencives que caractérisent leur boursouflement, leur peu de cohésion et leur facilité à saigner, toutes circonstances qui semblent indiquer dans l'économie certaine tendance au scorbut. Il raffermit les chairs et, par suite, consolide les dents ébranlées dans leur alvéole. C'est surtout chez les personnes qui ont fait usage, et à plus forte raison abus de mercure, que son action ne saurait être remplacée par aucune autre. Ne sait-on pas que le chlorate de potasse est le plus puissant antidote de l'intoxication mercurielle?

Quant à « la Poudre », on l'utilise pour les mêmes cas et elle produit les mêmes effets : seulement son emploi réclame certaines précautions. Ainsi, en plus de l'action vitale qu'elle exerce sur les gencives, elle exerce une action mécanique sur les dents, comme moyen de nettoiement de leur surface. Il faut donc, avant tout, qu'elle puisse les rayer. Or elle a été tamisée et porphyrisée avec un tel soin qu'il est de toute impossibilité qu'elle produise rien de semblable.

Lotion contre les pellicules et le pityriasis. — Enfin, il n'est pas rare que, lorsque l'éruption s'est étendue jusqu'au cuir chevelu, on voie persister une sécrétion anormale offrant les caractères du pityriasis. Ce sont tantôt de petites lames minces, blanches, sèches, d'où résulte une desquamation furfuracée; tantôt des filaments grisâtres, adhérents à la peau par une de leurs extrémités et libres par l'autre; tantôt enfin une poudre ténue et cendrée, rappelant assez les molécules du son. La conséquence à peu près inévitable de ces résidus de l'acné, c'est d'entraîner la chute des cheveux, ce noble et gracieux ornement qui est, pour la femme surtout, la première des parures. Or, ici encore, j'ai reconnu que le chlorate de potasse constitue le remède par excellence; aussi en ai-je fait la base d'une « Lotion ».

Pour se servir de cette lotion, on commence par bien nettoyer la tête avec le démêloir et le peigne fin, puis on achève d'enlever les « petites peaux » en la brossant un peu rudement. Ceci fait, on divise successivement les cheveux par segments, et on verse à mesure, au fond de chaque raie, un peu de la lotion, qu'on étale avec le doigt, pour la faire pénétrer ensuite avec une brosse longue et soyeuse. Enfin, on sèche le tout à l'aide d'un linge, évitant avec grand soin toute cause de refroidissement.

Ces applications doivent être répétées d'abord tous les jours, puis tous les deux jours, puis enfin on les espace de plus en plus jusqu'à ce que les pellicules aient cessé de se reproduire. Mieux vaut en général les faire le soir que le matin. On recouvre pour la nuit la tête d'une simple coiffe, de manière à y entretenir la chaleur, mais sans l'y concentrer.

J'ai vu les pityriasis les plus rebelles céder ainsi comme par enchantement et le cuir chevelu se repeupler, alors qu'il était déjà en grande partie dégarni.

— Mais ici je dois aller au-devant d'une objection qui déjà sans doute s'est présentée à l'esprit du lecteur. N'est-il pas à craindre que, cédant à une idée préconçue, ou dominé par une préférence exclusive, je ne veuille mettre ainsi le chlorate de potasse à « toutes sauces ». Non. C'est que si l'acné est multiple par ses manifestations, suivant les surfaces qu'elle envahit, elle est une par sa nature, puisque ce sont constamment les follicules qui sont atteints. Il n'y a donc rien d'étonnant à ce que le même agent convienne contre la même entité morbide, car en définitive c'est toujours l'acné.

Bain acidule. — Les bains alcalins, à base de sous-carbonate de soude, sont ceux que l'on emploie généralement contre l'acné. J'y ai renoncé presque complétement aujourd'hui, et les ai remplacés par des bains un peu acides. Cette substitution, qui était en quelque sorte la conséquence obligée de ma méthode de traitement par la Liqueur styptique, m'a donné les meilleurs résultats. La durée du bain doit être d'environ une demi-heure. Quant à sa température, elle sera plutôt un peu élevée que trop basse, afin de faciliter la pénétration de l'eau à l'intérieur des follicules. C'est surtout quand l'acné, au lieu de rester confinée à la face, s'est étendue au tronc ou aux membres, que ces bains font merveille.

RÉSUMÉ DES MÉDICAMENTS ET COSMÉTIQUES. MES FORMULES.

Les préparations diverses dont il a été fait mention dans ce travail sont, nous l'avons vu, de deux ordres. Les unes se rattachent à des questions de thérapeutique : ce sont des « Médicaments ». Les autres ont plutôt trait à des questions d'hygiène : ce sont des « Cosmétiques ». Seulement cosmétiques et médicaments se trouvent tellement disséminés dans le texte qu'il est difficile de s'en faire une idée bien exacte. Je crois donc devoir les résumer dans deux groupes.

Médicaments.

Ce sont : Liqueur styptique, Mixture chloratée, Mixture benzoatée, Pommade sicilienne, Bain acidule, Sirop dépuratif.

Tel est l'arsenal de moyens dont je dispose pour combattre un aussi formidable ennemi que l'acné ; or, ce n'est pas trop, vu l'extrême ténacité du mal.

On s'étonnera peut-être que je n'aie point, en même temps, indiqué mes formules : mais c'est chose impossible pour ce genre de médication. Ne sait-on pas que ces formules varient sans cesse, suivant le degré de gravité de la maladie et la somme d'impressionnabilité du malade? D'ailleurs tout médecin connaît à quelle dose s'emploient le chlorate de potasse et le benzoate de soude qui font la base de deux de mes principales préparations, la Mixture chloratée et la Mixture benzoatée. La difficulté serait plus grande pour la Liqueur styptique, à cause de l'acide chlorhydrique que son activité rend d'un maniement beaucoup plus délicat. Qu'on sache donc que la proportion dans laquelle je le fais entrer dans la Liqueur varie généralement entre un tiers et un dixième de son volume.

La Pommade sicilienne, nous n'avons pas à nous en occuper, puisqu'elle nous est expédiée toute faite. Quant au Sirop dépuratif, il contient à peu près les mêmes bases que le sirop antiscorbutique du Codex, sauf que j'y ai ajouté un peu d'iode.

Cosmétiques.

Ce sont : Eau de toilette, Élixir et Poudre dentifrices, Lotion contre les pellicules et le pityriasis.

Je ne saurais avoir pour les cosmétiques les mêmes scrupules ni la même réserve que pour les médicaments. Ils doivent, en effet, être exécutés d'avance d'après des formules fixes et tenus à la disposition de quiconque, malade ou bien portant, en fait la demande : il serait même impossible d'attendre au dernier moment pour les préparer. C'est que les produits de cette nature devant réunir à la fois « l'utile et l'agréable », il faut du temps, parfois même il en faut beaucoup, pour les diverses manipulations que réclament l'association des substances, leur mélange intime et la combinaison des aromes.

Mes formules.

J'ai donc dû adopter des formules. Mais à qui en confierais-je l'exécution, parfumeurs ou pharmaciens ?

J'avoue que l'idée ne m'est même pas venue de m'adresser aux parfumeurs. Ce n'est pas que je méconnaisse ni leur habileté ni même leur savoir ; seulement, je leur reprocherais de trop sacrifier à la fantaisie. Or, il fallait que mes formules, même quand elles ont trait aux cosmétiques, conservassent cette rigueur de composition qui est le propre de nos préparations médicinales. C'est donc à la science pharmaceutique que j'ai dû faire appel, et, à cet égard, Paris est si excellemment pourvu que je n'ai eu, autant dire, que l'embarras du choix.

Si je me suis adressé de préférence à l'officine de MM. Fournier et Cie[1], ce n'est pas seulement à cause de son importance comme grand entrepôt des spécialités thérapeutiques, c'est aussi pour des motifs tout personnels. Pendant le temps assez long qu'ont duré mes tentatives et mes essais, la maison Fournier a mis à ma disposition son magnifique laboratoire de Neuilly, avec une telle obligeance que j'ai été heureux de lui donner ainsi un témoignage public de ma confiance et de ma gratitude.

1. Pharmacie Fournier, rue Neuve-des-Mathurins, 103, Paris.

§ II

BOUTON CHANCREUX

OU

CANCROÏDE

GRAVITÉ DE L'AFFECTION.

J'arrive à un genre d'éruption qui a un caractère de gravité tout autre que la maladie qui vient de nous occuper. Celle-ci, en effet, tout en pouvant entraîner les conséquences les plus fâcheuses, est toujours un peu, dans le principe, une affaire de coquetterie. Celle-là, au contraire, soulève d'emblée, pour la personne qui en est atteinte, une question de vie ou de mort. Un bouton chancreux! Ce mot n'en dit-il pas à lui seul plus que tous les commentaires? Heureusement la science possède un moyen sûr, facile, immanquable, d'en triompher : c'est ce moyen que je me propose aujourd'hui de faire connaître. Mais, d'abord, attachons-nous à donner le signalement bien exact de l'affection dont il s'agit.

SIGNALEMENT DU BOUTON CHANCREUX.

Le bouton chancreux ou cancroïde peut s'attaquer à tous les points de la face; le cuir chevelu n'en est même pas à l'abri, surtout chez les individus chauves; mais il semble avoir pour les lèvres, le nez et les joues une fâcheuse prédilection. Les enfants et les jeunes gens en sont rarement atteints; les adultes et les vieillards y sont les plus sujets; enfin, on croit avoir remarqué qu'il est plus fréquent chez l'homme que chez la femme.

Ce bouton ne commence pas toujours de la même manière.

Dans la plupart des cas, il débute par une espèce de verrue simple, et peut conserver longtemps sa bénignité, surtout lorsqu'il n'est pas irrité par de fréquents attouchements. Il a en général une base étroite, comme étranglée par une espèce de collet. Sa surface est tantôt égale et lisse, tantôt inégale et raboteuse ; jamais elle ne donne naissance à aucun poil ; parfois elle est parsemée de stries rougeâtres. Quant à sa couleur, elle est violacée, brune ou même noire.

Ce n'est pas exclusivement de cette manière que s'annonce le cancroïde. On ne voit quelquefois au début qu'une tache jaunâtre qui dépasse à peine le niveau des téguments, et qui semble formée par le dessèchement d'une humeur exhalée de la peau. Cette tache, de même que le bouton, peut durer très-longtemps sans faire de progrès. Lorsque, par une cause quelconque, elle vient à tomber, un nouveau suintement de la peau ne tarde pas à la reproduire : seulement, presque toujours, la tache s'est sensiblement agrandie.

Quel qu'ait été, du reste, le mode du développement du cancroïde, la condition essentielle pour qu'il conserve son caractère anodin, c'est qu'on ne l'irrite pas. Malheureusement il est presque toujours le siége, non pas de douleurs aiguës, mais de démangeaisons sourdes qui font que les malades y portent instinctivement la main. Ils le grattent, l'entament, le font saigner. Or, pour peu que ces manœuvres imprudentes se répètent, le bouton finira par dégénérer en cancer. Aussi les anciens l'avaient-ils appelé : *Noli me tangere.* « Ne me touchez pas. » Enfin, même en l'absence de toute excitation, il peut subir cette dégénérescence par sa propre malignité.

Une fois le cancroïde devenu cancer, il se comporte comme toutes les affections de cette nature. Vous verrez sa surface se recouvrir de bosselures et de végétations, et il s'en exhalera une sanie ténue, roussâtre, peu abondante, mais qui n'aura ni la consistance du pus du phlegmon, ni la fétidité de celui du cancer des autres parties. L'ulcération continuera de creuser en largeur et en profondeur, offrant dans sa marche cela de particulier que, rapide ou lente, elle ne rétrocédera jamais, quels que soient les moyens employés pour la combattre. Quelquefois, il est vrai, elle s'arrêtera d'elle-même sans cause connue ; mais bientôt, qu'on me permette le mot, elle « rattrapera » par de nouveaux et incessants progrès le temps qu'elle aura perdu. Les muscles, les cartilages, les os, seront ainsi successivement envahis, et une mort affreuse, la mort par le cancer, c'est tout dire, en sera la terminaison inévitable.

TRAITEMENT PAR LES CAUSTIQUES.

Lorsque le cancroïde ne représente qu'un simple bouton, qu'il ne s'accompagne ni de douleurs ni d'élancements et qu'il semble être complétement stationnaire, on peut se contenter de le surveiller, quitte à intervenir aussitôt qu'il paraîtra, non pas atteint, mais seulement menacé de dégénérescence. Boyer en a vu un rester vingt-sept ans « sans donner signe de vie ». Si, au contraire, il offre, dès le début, un mauvais aspect, qu'il soit le siége d'une sensibilité anormale, qu'il saigne facilement et surtout spontanément, il ne faut pas perdre un seul instant pour agir. Mais quel mode de traitement employer? Il n'en existe autant dire que deux : l'ablation chirurgicale et la destruction par les caustiques.

L'ablation chirurgicale consiste à extirper la totalité de la tumeur avec l'instrument tranchant, en ayant soin de ne laisser, ni à sa place, ni autour d'elle, rien de suspect. C'est un moyen qui répugne d'autant plus aux malades, qu'en plus de la douleur qu'il n'est pas toujours facile de prévenir par le chloroforme, il entraîne forcément après lui la difformité, parfois même la mutilation de la face. Ajoutons que, comme pour toute affection cancéreuse, il expose à de fréquentes récidives. Aussi ne conseillerai-je jamais d'y recourir, surtout possédant le traitement dont il me faut maintenant parler.

Ce traitement n'est autre que la destruction par les caustiques. Ceux-ci ont le grand avantage d'être moins effrayants, d'avoir une action plus pénétrante et de laisser des cicatrices beaucoup moins apparentes. Mais la liste en est longue. Lequel choisir? En est-il un surtout qui procure des guérisons radicales? Le doute à cet égard n'est plus permis depuis que M. le docteur Manec a établi, sur des preuves irrécusables, que la poudre arsenicale du Frère Cosme constitue le véritable spécifique du bouton chancreux. Mais ceci exige que nous entrions dans quelques développements.

POUDRE ARSENICALE DU FRÈRE COSME.

Vers le milieu du siècle dernier, un médicastre ambulant vint bruyamment faire son apparition à Paris, s'annonçant comme possesseur d'une poudre qu'il disait être infaillible contre le cancer. La foule bien entendu accourut le consulter : seulement, à l'opposé de ce qui arrive d'ordinaire pour les gens de son espèce, il opérait réellement des cures admirables. Un célèbre chirurgien, du nom de Baseilhac, que, depuis son entrée en religion, on appelait le « Frère Cosme », fut lui-même témoin de plusieurs. C'est alors qu'il pria cet homme de lui faire connaître la composition de sa poudre. Mais celui-ci n'y consentit que moyennant finances. Le Frère Cosme lui acheta son secret trois mille francs, somme considérable pour l'époque, qu'il paya de ses propres deniers, puis il n'eut rien de plus pressé que d'en divulguer la recette. On vit que la « Poudre du Frère Cosme », ainsi qu'on l'appela désormais, contenait comme principal agent de l'arsenic.

Le remède acquit de suite une vogue extraordinaire. De toutes parts des essais furent tentés et, de toutes parts aussi, des cures furent obtenues. Seulement — et c'est là l'histoire de toutes les recettes tombées ainsi dans le domaine public — chacun voulut y mettre du sien et en modifier les formules. Il en résulta qu'à mesure que la poudre du Frère Cosme s'éloignait davantage de sa composition première, à mesure aussi les guérisons devenaient plus rares. On fit plus encore. Au lieu de borner son emploi au traitement des boutons chancreux, on l'appliqua sur de larges surfaces ulcéreuses, ce qui produisit des cas d'empoisonnement, dont plusieurs suivis de mort. C'est alors que, de désenchantement en désenchantement, l'opinion finit par abandonner le remède et même par l'oublier.

Les choses en étaient là, lorsqu'il y a environ une trentaine d'années, M. le docteur Manec, chirurgien en chef de la Salpêtrière, eut l'idée d'expérimenter de nouveau la poudre du Frère Cosme contre le cancroïde. Il était placé dans des conditions d'autant plus favorables, que la Salpêtrière est moins un hôpital qu'un asile ouvert à la vieillesse; par suite, les affections de cette nature y sont très-fréquentes. Mais comment se procurer la composition *vraie* de la fameuse poudre? Le hasard lui vint fort heureusement en aide, en lui en faisant retrouver la formule dans un vieux livre, à peu pres inconnu, de Baseilhac, propre neveu du Frère Cosme. Cette formule la voici :

Cinabre......................	6 parties.
Cendre de semelles de souliers...	3 parties.
Arsenic blanc.................	1 partie.

Réduisez le tout en poudre fine et mélangez exactement dans un mortier de verre ou faïence.

Telle est la préparation dont se servit l'éminent chirurgien. Maniée par lui, elle renouvela les miracles de ses débuts. Il est vrai qu'il se garda d'y rien toucher. Je me trompe : il remplaça la cendre de semelles de souliers par de l'éponge calcinée; substitution bien inoffensive. Peut-être, en évitant ainsi d'aller *ultra crepitam*, se souvint-il d'Apelles.

Toujours est-il que M. Manec a constamment employé depuis cette même poudre avec un succès qui ne s'est jamais démenti. Voyons donc quel en est le mode d'emploi.

MODE D'EMPLOI DE LA POUDRE ARSENICALE.

On commence par délayer une certaine quantité de cette poudre dans un peu d'eau, de manière à en former une pâte peu consistante. Si la surface de l'ulcère est au vif, on se contente de bien l'absterger, puis on procède au pansement. Si, au contraire, elle est recouverte dans quelques-unes de ses parties par de la peau plus ou moins saine, on entame cette peau à l'aide d'un petit vésicatoire, ou d'embrocations avec l'ammoniaque concentrée, car le caustique n'agit qu'autant qu'il est en contact immédiat avec une plaie. Autrefois, quand il existait des végétations, voire même des champignons, on les excisait avec le bistouri. M. Manec a prouvé que c'est chose pour le moins inutile, le caustique appliqué simplement sur la surface des tumeurs les traversant de part en part, quel que soit leur volume.

Je suppose le terrain préparé. Comment appliquera-t-on la pâte arsenicale?

On en étend une couche sur l'ulcère au vif, proportionnant l'épaisseur qu'on lui donne à la profondeur du mal qu'il faut atteindre. Mais ce précepte a moins d'importance qu'on ne le croirait tout d'abord, car il s'en faut de beaucoup que le caustique agisse toujours en raison directe de sa quantité. On maintient cette pâte en place à l'aide d'une rondelle d'amadou. Bientôt alors on voit la peau tout autour se congestionner et rougir; en même temps, le malade accuse, jusque dans la profondeur de l'ulcère, des battements, de la cuisson, de la brûlure. Presque toujours aussi le reste de la face s'entreprend; elle peut se gonfler au point de simuler un érysipèle. Mais rassurez-vous; jamais l'inflammation n'atteint ces proportions : du moins M. Manec n'en a pas vu un seul exemple. Cette période d'accidents dure habituellement de cinq à huit jours, puis tout rentre dans l'ordre. Il n'est pas rare toutefois qu'au moment où l'on croit que tout est fini, il survienne de nouvelles crises de douleur, se reproduisant de temps à autre, comme si le caustique rencontrait quelque nouveau filon morbide à détruire; mais ce sont les derniers jets d'un feu qui s'éteint.

Pendant ce temps-là que devient l'emplâtre? Il adhère à la place où il a littéralement pris racine, et, comme il devra se détacher de lui-même, le rôle du médecin se réduit à bien peu de chose, ainsi qu'on pourra en juger par la relation du fait suivant.

— Je fus consulté dans le courant de l'année dernière (1874) par M. D., riche armateur, qui avait depuis quatorze ou quinze ans (il en a maintenant près de soixante) un petit bouton sur le nez qui ne le faisait aucunement souffrir. Mais, ce bouton étant devenu le siége d'une sécrétion anormale, on le soumit à un traitement empirique qui en amena ou du moins en hâta la dégénérescence. C'est alors que le malade vint me voir.

Le cas me parut grave. Je constatai en effet que l'extrémité du nez dans toute sa moitié gauche et un peu la droite, était occupée par un ulcère à bords livides et à fond grisâtre, du diamètre d'environ une pièce de cinquante centimes. Les téguments tout autour étaient enflammés, luisants, douloureux. Je conseillai donc d'urgence l'emploi de la poudre arsenicale; cependant, avant de l'appliquer, je voulus avoir l'avis de M. Manec.

Mon confrère partagea complétement ma manière de voir. Aussi procédâmes-nous de suite à l'opération, d'après la méthode que j'ai décrite plus haut, c'est-à-dire que nous couvrîmes la totalité du cancroïde avec le caustique, en empiétant un peu sur ses bords.

Le malade ne sentit presque rien dans le moment; mais dans la soirée et les jours suivants, il éprouva des douleurs sourdes à l'intérieur de la plaie, douleurs qui s'exaspéraient par intervalles, sans cependant devenir jamais très-vives. Il survint également un peu de rougeur et de tuméfaction à son voisinage : ce fut tout. Quant à la santé générale, — appétit, digestions, sommeil, — elle continua de rester excellente.

Au bout de cinq à six jours, la douleur avait entièrement disparu. En même temps un léger suintement se manifestait au pourtour de l'emplâtre. Nous l'enlevions avec soin chaque jour et, par une pression légère exercée sur l'emplâtre même, nous empêchions le pus de s'accumuler au-dessous et de le décoller. Là se borna notre intervention.

Enfin, le douzième jour, l'escarre tombait d'elle-même, laissant à la place qu'occupait le cancroïde une plaie unie et d'un bon aspect. Cette plaie, nous la lavâmes avec une décoction légère de feuilles de noyer, puis la couvrîmes d'un petit plumaceau de charpie enduit de cérat.

Pareils pansements furent répétés tous les jours. Bientôt ses bords s'affaissèrent, son diamètre se rétrécit, des bourgeons charnus apparurent à sa surface, enfin tout marcha si bien que, le vingt-quatrième jour de l'opération, l'ulcère était complétement guéri et remplacé par une cicatrice à peine apparente.

M. D. a repris son genre de vie habituel, et personne ne se douterait, en le voyant, de l'opération qu'il a subie.

PROCÉDÉ DE M. MANEC.

Nous avons supposé, jusqu'à présent, que le bouton chancreux était simple. Mais il peut se faire qu'il soit multiple ou recouvert de végétations telles qu'il représente une tumeur parfois considérable. Comment alors l'attaquer par le caustique? Autrefois, avons-nous dit, il était de règle qu'on commençât par « ébarber » la plaie. M. Manec, au contraire, veut qu'on ne coupe rien et qu'on agisse comme si on avait affaire à un simple cancroïde. Voici dans quelle circonstance il a été amené à cette importante réforme. Nous la rappelons, car elle nous fournira d'utiles enseignements sur ce qui constitue et caractérise son procédé.

— Mme X., âgée de soixante-quatorze ans et habitant Brest où elle menait un grand train de maison, vint à Paris en 1841, consulter notre confrère pour une tumeur cancéreuse de la face qui remontait à une dizaine d'années. Cette tumeur occupait toute la moitié de la joue droite et avait débuté par un simple bouton qui, après être resté deux ou trois ans stationnaire, s'était développé graduellement au point d'envahir tout l'espace compris entre le bord interne du muscle masséter et la commissure des lèvres. En même temps, sa surface s'était ulcérée. De là d'abondantes hémorrhagies qui avaient fini par se reproduire avec une telle facilité que la malade ne pouvait plus ni parler, ni manger, sans faire immédiatement repartir le sang. Aussi en était-elle arrivée au dernier degré d'épuisement.

M. Manec, jugeant l'état incurable, se contenta de prescrire quelques palliatifs, entre autres un emplâtre d'opium sur la tumeur. Mais la malade, femme intelligente et d'une grande énergie, comprit de suite qu'on voulait simplement gagner du temps, et déclara que, si elle était venue à Paris, c'était pour être opérée et qu'elle le serait. C'est alors qu'un ami de la maison, le général C., vint, au nom de la famille, supplier M. Manec de lui faire quelque chose *qui la fît souffrir*, « sans quoi, ajouta-t-il, elle va certainement se mettre entre les mains des charlatans. »

Notre confrère, devant une pareille éventualité, dut se prêter à ce qu'on réclamait de lui, et il appliqua sur un des côtés de la tumeur un petit morceau de pâte arsenicale. La malade souffrit effectivement ; mais, au bout de deux ou trois jours, la douleur s'étant calmée, elle réclama une nouvelle application. M. Manec y consentit. Seulement, presque aussitôt, survinrent quelques symptômes d'empoisonnement : frissons, tremblements, crampes, vomissements, coliques, etc., qui n'amenèrent, heureusement, aucune conséquence fâcheuse. Quand ils furent dissipés, le chirurgien, posant ses conditions à son tour, déclara qu'il entendait désormais conduire le traitement à sa manière, ou qu'il s'abstiendrait.

Cependant il avait remarqué, non sans surprise, que la chute du premier emplâtre avait laissé après lui une plaie de très-bon aspect, au fond de laquelle on apercevait le muscle buccinateur intact, et que, tout autour, la tumeur était comme mortifiée. Pareil phénomène se reproduisit à la chute du second emplâtre. Serait-ce donc qu'en creusant ainsi la tumeur de place en place, on finirait par la détruire entièrement? Il essaya et le succès le plus complet couronna ses tentatives. Non-seulement la malade guérit de son cancer, mais elle vécut encore dix années, et ne succomba qu'aux suites d'un accident où elle s'était brisé le col du fémur.

Cette guérison d'un mal réputé incurable ne profita pas seulement à Mme X.; elle profita de plus à l'humanité et à la science. Ainsi M. Manec a depuis lors constamment traité par la même méthode, les tumeurs analogues de la face, et il n'a eu de même qu'à s'applaudir de son emploi.

OPINION DE L'ACADÉMIE DES SCIENCES.

La poudre arsenicale, appliquée comme nous venons de le dire, agit de deux manières : d'une part, elle détruit les tissus malades, mais respecte les tissus sains; d'autre part, elle est absorbée puis éliminée par les urines. Étudions successivement ces deux ordres de phénomènes.

La destruction des tissus malades est un fait matériel sur lequel il n'est pas besoin d'insister, puisqu'on en a la preuve sous les yeux, et que d'ailleurs elle est la conséquence de la nature même du caustique. Mais la préservation des tissus sains est au contraire un fait qui, tout prouvé qu'il soit, n'en est pas moins fort étrange. Voici, à cet égard, comment s'exprime la Commission des prix Montyon de l'Académie des sciences, dans un Rapport [1] qui allouait une récompense de deux mille francs à notre confrère :

« La pâte arsenicale pénètre les altérations cancéreuses par une sorte d'action spéciale, qui s'arrête aux limites des tissus malades. Son action n'est pas seulement escarrotique, ainsi qu'on le pensait avant M. Manec, mais, de plus, au-dessous de la couche noirâtre superficielle que le caustique a désorganisée immédiatement, les tissus morbides sous-jacents paraissent frappés de mort, quoiqu'ils conservent en apparence leur texture propre et presque leur aspect ordinaire. Plus tard, la masse cancéreuse est séparée des tissus sains par une inflammation éliminatrice qui s'établit tout autour de la limite du mal. Il est à remarquer que la même pâte arsenicale, qui peut étendre son action à plus de six centimètres de profondeur, dans des cancers d'une texture serrée, lorsqu'elle est appliquée à dose égale sur des ulcères rongeants et superficiels ne détruit le plus souvent que le tissu morbide, quelque mince qu'il soit, et respecte en quelque sorte les parties saines. Ce fait, dont plusieurs de vos commissaires ont été témoins, est des plus remarquables, quoiqu'il ne puisse être expliqué dans l'état actuel de la science. »

Ainsi donc, aux yeux de la Commission de l'Institut, point de doute sur cette action sélective du caustique qui poursuit le mal jusque dans ce qu'on pourrait appeler ses derniers retranchements, tandis qu'il s'arrête, impuissant, devant la barrière que lui oppose la vitalité.

Nous avons dit, de plus, que la pâte arsenicale est absorbée. Hélas ! les cas d'empoisonnement que l'on a observés, et dont M. Manec a eu lui-même un commencement d'exemple chez

1. *Rapport sur le concours pour les prix de médecine et de chirurgie de l'année* 1852. Commissaires : MM. Velpeau, Roux, Andral, Rayer, Magendie, Duméril, Flourens, Lallemand, Serres, rapporteur.

Mme X., n'en sont que trop la preuve. D'ailleurs, la présence de l'arsenic dans les urines en est la confirmation matérielle. Comment expliquer maintenant cette innocuité du caustique dans certains cas et ses dangers dans d'autres? M. Manec a reconnu que tout dépend de l'étendue de la surface sur laquelle on l'a appliqué, l'absorption de l'arsenic étant proportionnée à cette étendue.

« Tant que cette surface, lisons-nous dans le même Rapport, ne dépasse pas les dimensions d'une pièce de deux francs, l'absorption n'est pas suivie de danger. Si la maladie présente une surface beaucoup plus grande, on peut encore l'attaquer impunément en y revenant à plusieurs reprises, et en mettant *un intervalle convenable* entre chaque application. C'est pour n'avoir pas pris ces précautions que l'on a vu des malades succomber à l'intoxication arsenicale, par suite d'une application faite sur une surface trop étendue. »

J'ai souligné les mots « un intervalle convenable », afin d'y revenir, car la connaissance de cet intervalle est un point sur lequel on ne saurait être trop fixé. Or c'est encore au Rapport que nous demanderons ce renseignement :

« L'arsenic absorbé, y est-il dit, se trouve éliminé principalement par les voies urinaires, dans un espace de temps qui ne dure pas moins de cinq jours, ni plus de huit, ainsi que l'ont démontré les analyses faites par notre confrère M. Pelouze. Il suit de là qu'en mettant un intervalle de neuf à dix jours entre deux applications de la pâte arsenicale, il devient facile d'éviter tout danger provenant de l'absorption de l'arsenic. C'est dans la démonstration pratique de ces données capitales, qui reposent sur plus de cent cinquante cas, que consiste le mérite de M. Manec. Ces faits ne sont pas seulement nouveaux, ils offrent encore la plus grande importance pour le traitement d'une maladie qui fait si souvent le désespoir de la chirurgie. »

DE LA GUÉRISON DU BOUTON CHANCREUX.

Le mot « guérison » appliqué sans restriction au cancer a quelque chose qui étonne, tant on est accoutumé à voir la maladie récidiver. Et cependant je répète ce mot, car il est de l'homme qui, par ses travaux antérieurs, a le plus droit d'être écouté, et, par son caractère, le plus droit d'être cru : j'ai nommé M. Manec. Voici en effet ce qu'il me disait à moi-même, il y a peu de jours encore : « Depuis plus de quarante ans que j'emploie la poudre arsenicale du Frère Cosme contre le cancroïde de la face, je ne l'ai pas vue échouer, du moment où le mal a été pris à temps. »

Comment maintenant expliquer d'aussi étonnants résultats? Je crois qu'il faut en chercher la raison tout à la fois dans la nature propre du mal et dans le caractère spécial du caustique.

Nature propre du mal. Le bouton chancreux diffère, nous le savons, du cancer ordinaire en ce qu'au début il constitue une affection toute locale, confinée dans le bouton lui-même. La preuve, c'est que les ganglions voisins ne s'engorgent pas; la preuve encore, c'est qu'il ne paraît pas se transmettre par voie d'hérédité. Rappelons enfin que, pour qu'il dégénère, il faut presque toujours que quelque excitation venue du dehors l'irrite et l'enflamme; et même, dans ce cas, n'offre-t-il pas les douleurs lancinantes qui d'habitude caractérisent le cancer. Il semble donc qu'il vive d'une vie à lui, comme certaines plantes parasites vivent d'une vie à elles, aux dépens de l'arbre sur lequel elles ont pris racine.

Caractère spécial du caustique. L'arsenic, qui fait la base de la poudre du Frère Cosme, est moins encore un escarrotique qu'un poison, surtout à la dose relativement faible (un dixième) à laquelle il entre dans la composition de cette poudre. Cela est tellement vrai que, si la peau n'a pas été préalablement dénudée, il aura à peine prise sur elle, l'épiderme suffisant pour la garantir. Nous avons vu, de plus, qu'il pénètre lentement à l'intérieur du cancroïde, pour le détruire, tandis qu'il est rapidement absorbé. Les conséquences de cette absorption sont faciles à pressentir. Si la quantité de poison a été sagement calculée, le mal seul sera frappé de mort; si, au contraire, elle a été trop forte, le malade lui-même pourra succomber. C'est ainsi, qu'on me pardonne de revenir à ma comparaison, que tel agent vénéneux, employé à certaines doses, tuera la plante parasite sans toucher à l'arbre, qui, à des doses plus fortes, les fera périr tous les deux.

— Mais restons-en là de ces explications et sachons nous contenter du fait. Qui sait si nos commentaires, reposant nécessairement sur des hypothèses, n'en affaibliraient pas la signification? Mieux vaut reproduire simplement le jugement porté par la Commission de l'Institut :

« La méthode employée par M. Manec dans le maniement de la pâte arsenicale du Frère Cosme lui a permis, d'une part, de faire des applications plus sûres et plus hardies de cet agent puissant, et, d'autre part, d'en obtenir des résultats inespérés, dans des cas tellement graves qu'on aurait pu les regarder comme au-dessus des ressources de l'art. »

DES EAUX MINÉRALES ARSENICALES CONTRE LE BOUTON CHANCREUX.

Rayer, qui faisait partie de cette Commission, avait été tellement frappé des résultats obtenus par la poudre arsenicale, qu'il s'était demandé si on ne pourrait pas éviter l'opération, en se bornant à faire prendre au malade de l'arsenic à l'intérieur. Il s'en ouvrit à M. Manec, qui ne crut pas devoir soumettre cette idée à l'épreuve expérimentale. Et, en effet, le bouton chancreux est confiné, comme une sorte de séquestre, dans un point limité de l'économie. Comment se flatter par conséquent que l'agent toxique, circulant avec le sang, ira localiser son action de manière à l'attaquer et à le détruire? De deux choses l'une : ou vous l'administrerez à faible dose, et alors il sera impuissant; ou vous l'administrerez à dose énergique, et alors il deviendra dangereux. Dans l'un comme dans l'autre cas, il n'y a donc rien à en espérer. Ce serait de plus perdre un temps précieux en laissant le mal continuer ses progrès.

Mais si le cancroïde ne constitue encore qu'un bouton indolent, sans trace aucune de travail morbide, ne pourrait-on pas prévenir sa dégénérescence par l'usage interne, longtemps continué, d'un principe arsenical? La chose ne me paraît pas impossible, car il ne serait plus question ici de faire fondre une tumeur, mais d'empoisonner un germe. On pourrait toujours en faire l'essai. Mieux vaudrait alors préférer aux préparations pharmaceutiques, une eau minérale naturelle fortement arsenicale, celle de la Bourboule, par exemple, comme exerçant une action plus puissante et plus sûre. Peut-être agirait-elle sur l'élément chancreux « comme la goutte d'eau agit sur le rocher qu'elle creuse, non par sa force, mais par la répétition de sa chute : »

Gutta cavat rupes non vi sed sæpe cadendo.

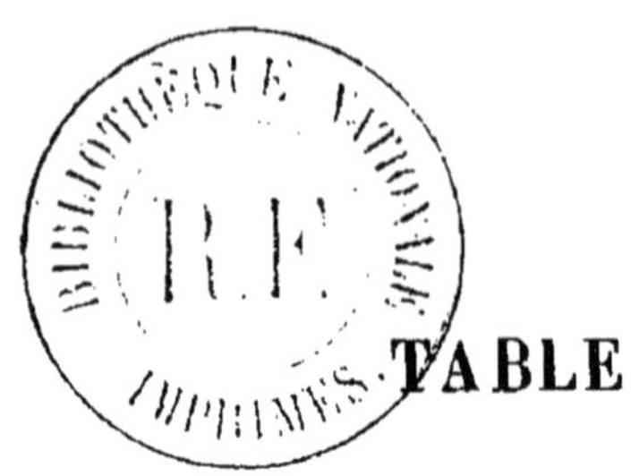

TABLE

PARIS. — TYPOGRAPHIE LAHURE
Rue de Fleurus, 9

www.ingramcontent.com/pod-product-compliance
Ingram Content Group UK Ltd.
Pitfield, Milton Keynes, MK11 3LW, UK
UKHW020444230726
13925UKWH00004B/1804

9 782019 274771